If Lost, Please Return To:

Name:_____

Phone:_____

Email:_____

Pages Included In This Tracker

Meal Planning Checklist

- [ ] Set a budget
- [ ] Gather your favorite recipes
- [ ] Make a grocery list of all ingredients
- [ ] Plan your meals for the week
- [ ] Gather coupons

Grocery List

Week Of:_____

M	B:_____ L:_____ D:_____
T	B:_____ L:_____ D:_____
W	B:_____ L:_____ D:_____
T	B:_____ L:_____ D:_____
F	B:_____ L:_____ D:_____
S	B:_____ L:_____ D:_____
S	B:_____ L:_____ D:_____

Recipe

Notes

Meal Planning Checklist

☐ Set a budget

☐ Gather your favorite recipes

☐ Make a grocery list of all ingredients

☐ Plan your meals for the week

☐ Gather coupons

Week Of:_____

M	B:_____ L:_____ D:
T	B:_____ L:_____ D:
W	B:_____ L:_____ D:
T	B:_____ L:_____ D:
F	B:_____ L:_____ D:
S	B:_____ L:_____ D:
S	B:_____ L:_____ D:

Recipe

_____

_____

_____

_____

_____

_____

_____

_____

_____

_____

_____

_____

_____

_____

_____

_____

_____

_____

_____

_____

_____

_____

_____

_____

Recipe

_____

_____

_____

_____

_____

_____

_____

_____

_____

_____

_____

_____

_____

_____

_____

_____

_____

_____

_____

_____

_____

_____

Recipe

Recipe

Recipe

_____

_____

_____

_____

_____

_____

_____

_____

_____

_____

_____

_____

_____

_____

_____

_____

_____

_____

_____

_____

_____

_____

_____

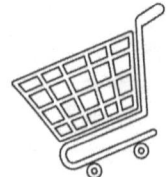 # Grocery List

_____	_____	_____
_____	_____	_____
_____	_____	_____
_____	_____	_____
_____	_____	_____
_____	_____	_____
_____	_____	_____
_____	_____	_____
_____	_____	_____
_____	_____	_____
_____	_____	_____
_____	_____	_____

Week Of:_____

M
B:_____
L:_____
D:

T
B:_____
L:_____
D:

W
B:_____
L:_____
D:

T
B:_____
L:_____
D:

F
B:_____
L:_____
D:

S
B:_____
L:_____
D:

S
B:_____
L:_____
D:

Recipe

Recipe

_____

_____

_____

_____

_____

_____

_____

_____

_____

_____

_____

_____

_____

_____

_____

_____

_____

_____

_____

_____

_____

_____

_____

Recipe

Recipe

_____

_____

_____

_____

_____

_____

_____

_____

_____

_____

_____

_____

_____

_____

_____

_____

_____

_____

_____

_____

_____

_____

_____

Recipe

_____

_____

_____

_____

_____

_____

_____

_____

_____

_____

_____

_____

_____

_____

_____

_____

_____

_____

_____

_____

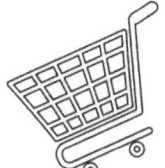# Grocery List

Week Of:_____

M	B:_____ L:_____ D:
T	B:_____ L:_____ D:
W	B:_____ L:_____ D:
T	B:_____ L:_____ D:
F	B:_____ L:_____ D:
S	B:_____ L:_____ D:
S	B:_____ L:_____ D:

Recipe

Recipe

Recipe

_____

_____

_____

_____

_____

_____

_____

_____

_____

_____

_____

_____

_____

_____

_____

_____

_____

_____

_____

_____

_____

Recipe

Recipe

_____
_____
_____
_____
_____
_____
_____
_____
_____
_____
_____
_____
_____
_____
_____
_____
_____
_____
_____
_____
_____
_____
_____

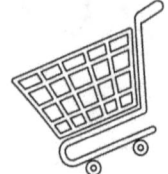# Grocery List

---------- ---------- ----------

---------- ---------- ----------

---------- ---------- ----------

---------- ---------- ----------

---------- ---------- ----------

---------- ---------- ----------

---------- ---------- ----------

---------- ---------- ----------

---------- ---------- ----------

---------- ---------- ----------

---------- ---------- ----------

---------- ---------- ----------

week of:_____

M	B:_____ L:_____ D:
T	B:_____ L:_____ D:
W	B:_____ L:_____ D:
T	B:_____ L:_____ D:
F	B:_____ L:_____ D:
S	B:_____ L:_____ D:
S	B:_____ L:_____ D:

Recipe

_____
_____
_____
_____
_____
_____
_____
_____
_____
_____
_____
_____
_____
_____
_____
_____
_____
_____
_____
_____
_____
_____
_____
_____
_____

Recipe

Recipe

Recipe

_____

_____

_____

_____

_____

_____

_____

_____

_____

_____

_____

_____

_____

_____

_____

_____

_____

_____

_____

_____

_____

_____

_____

Recipe

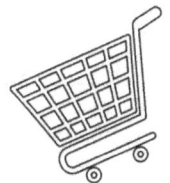

Grocery List

_____	_____	_____
_____	_____	_____
_____	_____	_____
_____	_____	_____
_____	_____	_____
_____	_____	_____
_____	_____	_____
_____	_____	_____
_____	_____	_____
_____	_____	_____
_____	_____	_____
_____	_____	_____

Week Of:_____

M	B:_____ L:_____ D:
T	B:_____ L:_____ D:
W	B:_____ L:_____ D:
T	B:_____ L:_____ D:
F	B:_____ L:_____ D:
S	B:_____ L:_____ D:
S	B:_____ L:_____ D:

Recipe

Recipe

Recipe

_____

_____

_____

_____

_____

_____

_____

_____

_____

_____

_____

_____

_____

_____

_____

_____

_____

_____

_____

_____

_____

_____

_____

Recipe

Recipe

_____

_____

_____

_____

_____

_____

_____

_____

_____

_____

_____

_____

_____

_____

_____

_____

_____

_____

_____

_____

_____

_____

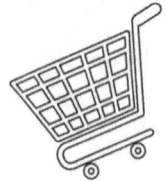 # Grocery List

Week Of:_____

M	B:_____ L:_____ D:
T	B:_____ L:_____ D:
W	B:_____ L:_____ D:
T	B:_____ L:_____ D:
F	B:_____ L:_____ D:
S	B:_____ L:_____ D:
S	B:_____ L:_____ D:

Recipe

_____

_____

_____

_____

_____

_____

_____

_____

_____

_____

_____

_____

_____

_____

_____

_____

_____

_____

_____

_____

_____

_____

_____

Recipe

_____

_____

_____

_____

_____

_____

_____

_____

_____

_____

_____

_____

_____

_____

_____

_____

_____

_____

_____

_____

_____

_____

_____

Recipe

_____

_____

_____

_____

_____

_____

_____

_____

_____

_____

_____

_____

_____

_____

_____

_____

_____

_____

_____

_____

_____

_____

Recipe

Recipe

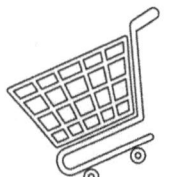# Grocery List

Week of:_____

M
B:_____
L:_____
D:

T
B:_____
L:_____
D:

W
B:_____
L:_____
D:

T
B:_____
L:_____
D:

F
B:_____
L:_____
D:

S
B:_____
L:_____
D:

S
B:_____
L:_____
D:

Recipe

_____

_____

_____

_____

_____

_____

_____

_____

_____

_____

_____

_____

_____

_____

_____

_____

_____

_____

_____

_____

_____

_____

_____

Recipe

_____

_____

_____

_____

_____

_____

_____

_____

_____

_____

_____

_____

_____

_____

_____

_____

_____

_____

_____

_____

_____

_____

Recipe

_____

_____

_____

_____

_____

_____

_____

_____

_____

_____

_____

_____

_____

_____

_____

_____

_____

_____

_____

_____

_____

_____

Recipe

Recipe

_____

_____

_____

_____

_____

_____

_____

_____

_____

_____

_____

_____

_____

_____

_____

_____

_____

_____

_____

_____

_____

_____

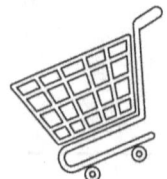# Grocery List

Week Of:_____

M
B:_____
L:_____
D:

T
B:_____
L:_____
D:

W
B:_____
L:_____
D:

T
B:_____
L:_____
D:

F
B:_____
L:_____
D:

S
B:_____
L:_____
D:

S
B:_____
L:_____
D:

Recipe

_____

_____

_____

_____

_____

_____

_____

_____

_____

_____

_____

_____

_____

_____

_____

_____

_____

_____

_____

_____

_____

_____

_____

Recipe

_____

_____

_____

_____

_____

_____

_____

_____

_____

_____

_____

_____

_____

_____

_____

_____

_____

_____

_____

_____

_____

_____

Recipe

Recipe

Recipe

_____

_____

_____

_____

_____

_____

_____

_____

_____

_____

_____

_____

_____

_____

_____

_____

_____

_____

_____

_____

_____

_____

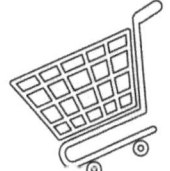# Grocery List

_____	_____	_____
_____	_____	_____
_____	_____	_____
_____	_____	_____
_____	_____	_____
_____	_____	_____
_____	_____	_____
_____	_____	_____
_____	_____	_____
_____	_____	_____
_____	_____	_____
_____	_____	_____

Week Of:_____

M	B:_____ L:_____ D:
T	B:_____ L:_____ D:
W	B:_____ L:_____ D:
T	B:_____ L:_____ D:
F	B:_____ L:_____ D:
S	B:_____ L:_____ D:
S	B:_____ L:_____ D:

Recipe

Recipe

_____

_____

_____

_____

_____

_____

_____

_____

_____

_____

_____

_____

_____

_____

_____

_____

_____

_____

_____

_____

_____

_____

Recipe

_____

_____

_____

_____

_____

_____

_____

_____

_____

_____

_____

_____

_____

_____

_____

_____

_____

_____

_____

_____

_____

_____

_____

_____

Recipe

_____

_____

_____

_____

_____

_____

_____

_____

_____

_____

_____

_____

_____

_____

_____

_____

_____

_____

_____

_____

_____

_____

_____

Recipe

_____

_____

_____

_____

_____

_____

_____

_____

_____

_____

_____

_____

_____

_____

_____

_____

_____

_____

_____

_____

_____

_____

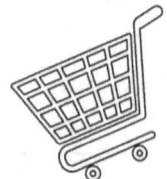# Grocery List

Week Of:_____

M
- B:_____
- L:_____
- D:

T
- B:_____
- L:_____
- D:

W
- B:_____
- L:_____
- D:

T
- B:_____
- L:_____
- D:

F
- B:_____
- L:_____
- D:

S
- B:_____
- L:_____
- D:

S
- B:_____
- L:_____
- D:

Recipe

Recipe

Recipe

_____

_____

_____

_____

_____

_____

_____

_____

_____

_____

_____

_____

_____

_____

_____

_____

_____

_____

_____

_____

_____

_____

Recipe

Recipe

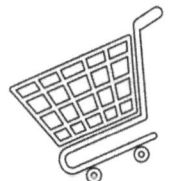

Grocery List

_____	_____	_____
_____	_____	_____
_____	_____	_____
_____	_____	_____
_____	_____	_____
_____	_____	_____
_____	_____	_____
_____	_____	_____
_____	_____	_____
_____	_____	_____
_____	_____	_____
_____	_____	_____

Week Of:_____

M
B:_____
L:_____
D:

T
B:_____
L:_____
D:

W
B:_____
L:_____
D:

T
B:_____
L:_____
D:

F
B:_____
L:_____
D:

S
B:_____
L:_____
D:

S
B:_____
L:_____
D:

Recipe

_____
_____
_____
_____
_____
_____
_____
_____
_____
_____
_____
_____
_____
_____
_____
_____
_____
_____
_____
_____
_____
_____
_____

Recipe

_____

_____

_____

_____

_____

_____

_____

_____

_____

_____

_____

_____

_____

_____

_____

_____

_____

_____

_____

_____

_____

_____

Recipe

_____

_____

_____

_____

_____

_____

_____

_____

_____

_____

_____

_____

_____

_____

_____

_____

_____

_____

_____

_____

_____

_____

_____

_____

Recipe

_____

_____

_____

_____

_____

_____

_____

_____

_____

_____

_____

_____

_____

_____

_____

_____

_____

_____

_____

_____

_____

_____

Recipe

_____

_____

_____

_____

_____

_____

_____

_____

_____

_____

_____

_____

_____

_____

_____

_____

_____

_____

_____

_____

_____

_____

_____

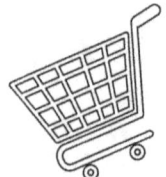# Grocery List

_____	_____	_____
_____	_____	_____
_____	_____	_____
_____	_____	_____
_____	_____	_____
_____	_____	_____
_____	_____	_____
_____	_____	_____
_____	_____	_____
_____	_____	_____
_____	_____	_____
_____	_____	_____

Week Of:_____

M
B:_____
L:_____
D:

T
B:_____
L:_____
D:

W
B:_____
L:_____
D:

T
B:_____
L:_____
D:

F
B:_____
L:_____
D:

S
B:_____
L:_____
D:

S
B:_____
L:_____
D:

Recipe

Recipe

Recipe

_____

_____

_____

_____

_____

_____

_____

_____

_____

_____

_____

_____

_____

_____

_____

_____

_____

_____

_____

_____

_____

_____

Recipe

_____

_____

_____

_____

_____

_____

_____

_____

_____

_____

_____

_____

_____

_____

_____

_____

_____

_____

_____

_____

_____

_____

_____

Recipe

_____
_____
_____
_____
_____
_____
_____
_____
_____
_____
_____
_____
_____
_____
_____
_____
_____
_____
_____
_____
_____
_____
_____
_____
_____

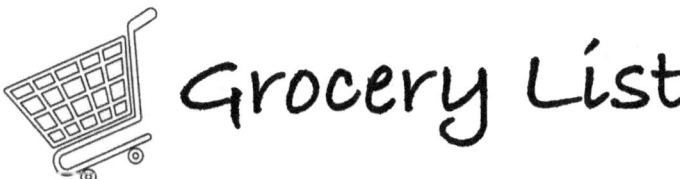

Grocery List

_____	_____	_____
_____	_____	_____
_____	_____	_____
_____	_____	_____
_____	_____	_____
_____	_____	_____
_____	_____	_____
_____	_____	_____
_____	_____	_____
_____	_____	_____
_____	_____	_____
_____	_____	_____

Week Of:_____

M
B:_____
L:_____
D:

T
B:_____
L:_____
D:

W
B:_____
L:_____
D:

T
B:_____
L:_____
D:

F
B:_____
L:_____
D:

S
B:_____
L:_____
D:

S
B:_____
L:_____
D:

Recipe

Recipe

Recipe

Recipe

Recipe

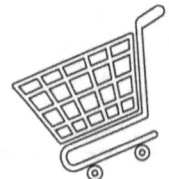 # Grocery List

Notes

Notes

Notes

Notes

Notes

Notes

Notes

Notes

Notes

Notes

Notes

Notes

Notes

Notes

Notes

Notes